DE LA
RÉDUCTION INSTRUMENTALE
des positions postérieures
DU SOMMET ET DE LA FACE

DE LA
TRACTION BILATÉRALE DIVERGENTE
SUR LES LACS DU FORCEPS

PAR

Le Dr Jean-Marie MICHEL

LYON

A. REY & Cie, IMPRIMEURS-ÉDITEURS DE L'UNIVERSITÉ

4, RUE GENTIL, 4

—

1902

DE LA

RÉDUCTION INSTRUMENTALE

des positions postérieures

DU SOMMET ET DE LA FACE

DE LA

TRACTION BILATÉRALE DIVERGENTE

SUR LES LACS DU FORCEPS

DE LA
RÉDUCTION INSTRUMENTALE

des positions postérieures

DU SOMMET ET DE LA FACE

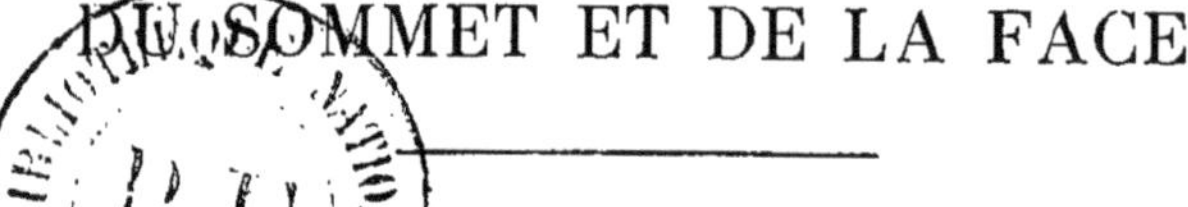

DE LA
TRACTION BILATÉRALE DIVERGENTE

SUR LES LACS DU FORCEPS

PAR

Le Dr Jean-Marie MICHEL

LYON

A. REY & Cie, IMPRIMEURS-ÉDITEURS DE L'UNIVERSITÉ

4, RUE GENTIL, 4

1902

Avant de quitter l'Université lyonnaise, nous tenons à remercier ici tous ceux qui nous aidé ou se sont intéressés à nous.

Nos parents se sont imposé de lourds sacrifices pour nous permettre de mener à bien nos études : Notre cousine, Mme B. Penillard, nous a donné de nombreux et précieux témoignages de son amitié. Qu'ils soient assurés de notre reconnaissance et de notre dévouement.

M. le professeur Fochier a bien voulu accepter la présidence de notre thèse. Nous ressentons vivement le grand honneur qu'il nous a fait et nous l'en remercions bien respectueusement.

M. Commandeur, accoucheur des Hôpitaux, nous a donné le sujet de notre thèse. Il nous a aidé de ses précieux conseils et a bien voulu nous prêter les clichés de nos figures : son amabilité pour nous a été sans égale. Nous gardons de lui un souvenir reconnaissant et nous le prions de recevoir tous nos remerciements.

Nos maîtres de la Faculté et des Hôpitaux ont droit à toute notre gratitude. Nous nous efforcerons de mettre en pratique, dans notre modeste sphère, leurs leçons et leurs conseils.

M. le professeur Pierret nous a toujours accueilli avec la plus grande bienveillance dans sa clinique de l'Asile de Bron, et nous lui en gardons une respectueuse reconnaissance.

*Nous ne saurions oublier non plus MM. les Drs Vial-
lon et Allombert-Goget qui nous ont donné de nombreux témoignages de sympathie. A tous nos amis,
enfin, qui nous ont fait douce notre vie d'étudiant,
nous tenons à dire merci avec l'espoir de voir se per-
pétuer des relations qui ont été notre joie.*

INTRODUCTION

« Dans les présentations du sommet, la tête exécute
« au troisième temps de l'accouchement un mouve-
« ment de rotation autour de son axe vertical, ayant
« pour but de ramener en avant, sous la symphyse,
« l'extrémité postérieure ou occipitale du diamètre
« occipito-mentonnier, quelle que soit la région du
« pourtour du bassin primitivement occupée par elle.
« L'excavation pelvienne au point de vue du méca-
« nisme de l'accouchement doit, en effet, être consi-
« dérée comme un cylindre plein, sur la paroi anté-
« rieure duquel une ouverture est ménagée, assez
« grande pour laisser passer les petits diamètres de la
« tête, mais bien insuffisante pour laisser passer les
« grands dans leur sens transversal. Le mouvement de
« rotation a pour but de placer la tige occipito-men-
« tonnière dans une direction telle que l'une de ses
« extrémités puisse se dégager dans l'arcade pubienne,
« pendant que l'extrémité opposée du levier s'abaisse,
« distend le périnée et vient à son tour apparaître à la
« commissure postérieure de la vulve[1] ».

[1] Blanc, *Lyon médical*, 1887.

Ce mouvement d'accommodation des petits diamètres de la tête fœtale au grand diamètre de l'orifice
pubio-périnéal fait parfois défaut et, c'est là une cause
de dystocie fréquente surtout dans les positions postérieures : le chemin est long, en effet, que doit parcourir
l'occiput pour venir de la symphyse sacro-iliaque à la
symphyse pubienne, et nombre d'accoucheurs ont
hésité à lui imposer une semblable rotation, préférant
dégager la tête face au pubis.

Aujourd'hui, on considère qu'une telle pratique
aggrave par trop le pronostic pour la mère et pour
l'enfant.

Pour la première, on craint les difficultés et la lon-
gueur du travail, la dépression des forces et l'inertie
utérine qui peuvent en être la conséquence, les dangers d'infection, les escarres des parties molles, les
déchirures étendues du périnée ; pour l'autre on redoute
la gêne apportée à la circulation placentaire, la compression trop longue de circulaires toujours possibles
du cordon, cause d'asphyxie, et aussi les lésions du
cerveau par flexion exagérée de la tête.

La règle est donc d'intervenir dans les occipito-
postérieurs lorsque la rotation en avant ne se fait pas
spontanément : on doit chercher à amener l'occiput
sous la symphyse pubienne et cela, dit un maître auto-
risé et particulièrement prudent, le professeur Pajot
« il faut toujours le tenter, mais sans violence [1] ».

Cette question a depuis longtemps préoccupé les
accoucheurs et exercé leur sagacité et leur ingéniosité.

---

[1] Travaux d'obstétrique et de gynécologie.

De nombreux procédés ont été essayés et préconisés, et c'est l'étude d'un procédé nouveau, né à la Clinique obstétricale de Lyon, qui sera l'objet de notre thèse.

Après avoir examiné rapidement, dans un premier chapitre, les raisons qui empêchent la rotation, nous énumérerons, sans trop nous y arrêter, les moyens digitaux et manuels en usage jusqu'ici, réservant une place plus considérable aux moyens instrumentaux, levier et forceps.

Nous serons ainsi amené à notre second chapitre qui sera consacré au procédé employé par M. le professeur Fochier d'abord, et M. Commandeur ensuite ; nous voulons parler des tractions bilatérales divergentes sur les lacs du forceps dans les positions postérieures du sommet.

Le troisième et dernier chapitre comprendra l'expérimentation de ce procédé sur le mannequin, dans les mento postérieures et transverses.

———————

DE LA

TRACTION BILATÉRALE DIVERGENTE

SUR LES LACS DU FORCEPS

CHAPITRE PREMIER

En dehors des malformations pelviennes ou fœtales, nombreuses sont les causes qui empêchent la rotation en avant de l'occiput.

Tantôt c'est l'utérus qui, fatigué par un long travail préliminaire, ne se contracte plus d'une façon suffisante pour amener le pivotement de la tête.

Tantôt c'est comme dans les O I D P le front qui, par sa situation en avant, comprime fortement le segment inférieur, ou mieux le col de l'utérus, contre les os du bassin ; il y a alors infiltration et œdème du bord antérieur de l'orifice interne, formation d'un véritable « bourrelet œdémateux », ainsi que le dit Tarnier, qui gênera ou même arrêtera l'évolution de la tête.

Il arrive aussi que celle-ci est retenue en transversale dans l'excavation, et que la descente est entravée de ce fait.

Enfin, alors même que la dilatation est complète, on voit parfois la tête rester « calée en position postérieure sans progresser », la bosse séro-sanguine seule augmente.

Dans ces deux cas, c'est que la tête est *défléchie* ou *pas assez fléchie* et Tarnier l'a bien vu, lorsqu'il dit : *Toutes les fois que dans les positions postérieures du sommet j'ai observé l'insuffisance des contractions et l'impuissance des efforts faits par la patiente, j'ai trouvé la déflexion de la tête et mon doigt arrivait facilement à la fontanelle antérieure..... Tant que la déflexion persiste on peut être sûr que le travail ne fera pas de progrès.*

L'intervention, en général, sera donc celle-ci : Accentuer, s'il est besoin, la flexion de la tête et donner à cette dernière l'impulsion nécessaire pour amener l'occiput en position antérieure et médiane.

De nombreux travaux d'ensemble ont été faits déjà sur cette question de l'intervention dans les positions postérieures, (Thèses de Fonmartin, Filhoulaud et Lochard. Revue générale de Vallois) ; nous leur ferons de fréquents emprunts dans le rapide exposé des procédés non instrumentaux qui va suivre.

Procédés non instrumentaux.

Manœuvres externes. — Lacour et Guillemot exerçaient des pressions sur la paroi abdominale pour éloigner la face de la paroi antérieure du bassin, pressions douloureuses pour la mère, et la plupart du temps, pour ne pas dire toujours, inefficaces. D'autres, ont tenté de saisir la tête entre les deux mains placées sur l'abdomen et d'amener la rotation par une pression lente.

Mattei, pensant qu'il y avait solidarité entre la rotation de la tête et celle des épaules, cherchait à agir extérieurement en déplaçant celle-ci.

Pinard avait songé à transformer la variété de la présentation en imposant certaines positions à la femme à terme. Enfin Richardson modifie par le palper les positions postérieures dès qu'il les reconnaît.

Manœuvres internes. — a) *digitales* : Clarke repousse le front en arrière, en pressant sur la tête pendant les contractions, avec deux doigts introduits entre la symphyse et le côté de celle-ci.

Baudelocque, et après lui nombre d'accoucheurs ont tenté de réduire la tête fœtale en produisant sa flexion par des pressions sur le bregma.

Jacquemin introduit deux ou trois doigts aussi près que possible de l'occiput auquel il cherche, dans l'intervalle des douleurs, à imprimer un mouvement de rotation et maintient ensuite la tête dans sa nouvelle position pendant quelques contractions.

West, Playfair repoussent de bas en haut le front pour augmenter la flexion.

Tarnier se sert du bord postérieur de l'oreille comme point d'appui; il applique sur ce bord le doigt indicateur et, dès qu'il sent venir une contraction, il appuie fortement sur la tête en la portant sans violence vers le côté du pubis, puis derrière la symphyse qu'il dépasse même.

Un autre procédé, toujours digital, est encore employé par Tarnier, dans les cas où il s'est formé un bourrelet œdémateux. Cet accoucheur accroche avec l'index seul, ou suivi du médius, la partie œdématiée, la femme pousse, dit-il, au moment d'une contraction, les grands diamètres de la tête franchissent l'orifice utérin, la flexion s'opère et l'accouchement se termine.

Lochard conseille d'employer toujours de prime abord le procédé digital, et Blanc lui doit plusieurs succès.

b) *Manuelles :* D'autres accoucheurs ont recours à la main.

Smellie l'introduit entière dans le vagin et, dans l'intervalle des contractions, cherche à relever la tête en même temps qu'il tourne la face en arrière.

Bedfort place le pouce d'un côté de la tête, les autres doigts de l'autre côté et il élève lentement celle-ci en portant l'occiput en avant.

Dans les cas de la tête « calée en postérieur » Tarnier introduit la main en arrière et cherche à l'amener en transverse, voire en antérieure.

Enfin, Blain déclare que l'introduction entière de la main constitue un des meilleurs moyens que l'accoucheur ait à sa disposition pour corriger une occipito-postérieure persistante.

Manœuvres combinées, manuelles et digitales, et bi-manuelles.

Doughty, agissant dans l'intervalle des douleurs, repousse le front avec un ou plusieurs doigts placés à l'intérieur pendant que de l'autre main il presse à l'extérieur et s'oppose à ce que la tête revienne à sa position première ; au besoin, il rompt les membranes.

Sentex place une main à l'extérieur, l'autre à l'intérieur et combine leur emploi pour arriver à son but.

Parry saisit d'une main le fond de l'utérus, introduit quatre doigts sur l'occiput, le pouce sur la partie antérieure de la tête et cherche alors à repousser la tête au-dessus du détroit et à la fléchir ; puis il amène l'occiput en avant pendant que la main externe agit sur le dos du fœtus.

Enfin, Taylor cherche par des manœuvres combinées dans certaines O P difficiles, lorsque tout a échoué, ou bien à changer la position, ou bien à produire une présentation de la face.

Manœuvres combinées manuelles et instrumentales.

Pour terminer cette rapide énumération, nous citerons le procédé mi-manuel, mi-instrumental, employé par Loviot.

Il introduit la main en supination moins le pouce jusqu'à ce qu'elle saisisse le pariétal postérieur, puis, pendant que l'autre main maintient le fond de l'utérus, il pousse en avant l'extrémité occipitale jusqu'à ce que la main interne puisse prendre vers la symphyse sacro-iliaque la place abandonnée par l'occiput qui, lui, ne s'arrête pas en transverse, mais vient en oblique anté-rieure ainsi que le dit Pinard.

Ce premier temps achevé, il introduit la cuiller postérieure du forceps pour que celle-ci fasse levier et s'oppose au retour de l'occiput; il termine son applica-tion et dégage l'occiput sous la symphyse, la concavité des cuillers regardant celle-ci.

Digitaux ou manuels, simples ou combinés, tous ces procédés sont cependant très souvent insuffisants, l'utérus fatigué n'aidant plus par ses contractions à la rotation en avant.

Charpentier va même plus loin et leur refuse toute efficacité. « Ou bien, dit-il, la rotation est possible ; elle se fait à l'aide de ces manœuvres et il eut suffi d'un peu de patience pour la voir s'effectuer par les seuls efforts de la nature ; ou bien, au contraire, la rotation n'a pas de tendance à se faire, et alors ces manœuvres échoue-ront et il faudra en arriver à la terminaison artificielle de l'accouchement. »

Pour cela deux moyens sont à la disposition de l'accoucheur :

Version, si le sommet étant peu engagé, il est possi-ble encore de le repousser au-dessus du détroit supé-rieur.

Flexion et rotation artificielles avec le *levier* ou le *forceps* si l'engagement est déjà fait.

Nous laisserons de côté la version qui ne répond qu'à

quelques cas bien particuliers, etnous nous occuperons des deux moyens instrumentaux dont nous pouvons faire usage.

Le Levier

Destiné primitivement à agir sur la tête du fœtus en prenant appui sur le pubis pour la faire descendre dans le canal génital, doté ensuite d'un lacs qui devait en faire un instrument de traction, le levier après avoir joui d'une assez grande fortune, surtout en Belgique, a été à peu près complètement délaissé en dehors de ce pays, du moins en ce qui concerne le dernier usage.

Il n'est resté entre les mains de ceux qui l'emploient encore que comme *agent de redressement* de *flexion* et de *rotation* de la tête. On peut l'utiliser de quatre façons différentes :

1° *Comme un levier du premier genre*, la puissance est au manche, le point d'appui vers le milieu de la lame, sous la symphyse, la résistance vers l'extrémité appliquée sur la tête fœtale ;

2° *Comme un levier interpuissant*, une main au manche et servant de point d'appui, l'autre tirant sur le milieu de l'instrument, mettant ainsi la puissance entre le point d'appui et la résistance qui s'exerce vers la tête fœtale. Dans ce cas, il faut déployer un effort supérieur à la résistance pour vaincre celle-ci.

3° On peut encore, le levier étant saisi comme dans le cas précédent, tirer sur son milieu et relever le manche par petites saccades. La pression est ainsi diminuée vers le pubis et la résistance plus facilement vaincue.

4° Enfin, passant un lacs dans la fente que porte l'instrument, on peut tirer sur les chefs de ce lacs, soit en élevant en même temps le manche par petites saccades, à la manière d'Herbiniaux, soit en maintenant ce manche comme le recommande Hubert fils.

Farabœuf et Varnier ne font pas autre chose lorsque, gênés par la prise transversale (antéro-postérieure par rapport au bassin) qu'ils préconisent seule dans les présentations du pariétal postérieur, ils recommandent de supprimer la cuiller postérieure du forceps et de ne conserver que la cuiller antérieure, dont ils se servent comme d'un levier. Voici d'ailleurs le procédé qu'ils indiquent :

« Ne placer que la cuiller antérieure du forceps
« armée d'un lacs, la tenir solidement d'une main afin
« que la cuiller et son bec forment levier sur le parié-
« tal antérieur et l'emboîtent pendant que l'autre
« main ou un aide tirera sur le lacs. »

Primitivement, la cuiller de l'instrument était toujours appliquée sur l'occiput. *Potentia agit in os occipitis*, dit la vieille formule et le précepte est facile à suivre, du moins dans les présentations antérieures du sommet; le levier, en effet, introduit parallèlement à la symphyse sur laquelle il prend appui, refoule la tête en arrière lorsqu'on élève le manche, puis, si l'on continue le mouvement d'ascension, la pousse en arrière et en bas et enfin directement en bas.

Dans les autres positions du sommet, il faut nécessairement modifier l'application de la lame, la porter en arrière sur l'occiput ou l'apophyse mastoïde ; alors, suivant la partie de la tête sur laquelle cette lame vien-

dra s'appuyer, et si l'on utilise l'instrument à la façon
d'un levier interpuissant, il sera possible d'imprimer à
cette tête, soit un mouvement de rotation à droite ou à
gauche, soit un mouvement de flexion. « On la fera
évoluer, dit Hubert fils, comme on ferait marcher à
volonté une bille de billard, en la touchant en divers
points convenablement choisis. »

Dans les occipito postérieures, qui nous intéressent
spécialement, le levier peut donc servir à faire la
rotation. Tout dépend, ainsi que le dit M. Commandeur,
de son mode d'application et de la direction des
tractions.

« Appliqué directement sur l'occiput, il sera sur-
« tout un instrument de flexion. Placé sur l'apophyse
« mastoïde postérieure, il sera à la fois un instrument
« de flexion et de rotation, surtout s'il est muni d'un
« lacs et employé à la manière d'un levier interpuis-
« sant. »

Eugène Hubert, son ardent défenseur, est particulièrement partisan de son emploi dans les occipito postérieures qu'il convertit, dit-il, en occipito antérieures,
suivant le mécanisme naturel, alors que le forceps a
des tendances à rejeter l'occiput en arrière.

Pour lui, c'est l'instrument de choix, et voici le
mode d'application qu'il préconise : deux doigts de la
main gauche sont introduits dans le vagin, vont accrocher la paroi antérieure du col et l'appliquent contre le
pubis ; la main droite tenant verticalement l'instrument, le fait glisser sur la face dorsale des doigts introduits et place la lame obliquement, suivant une ligne
allant de l'apophyse mastoïde au menton.

Si la tête est encore au détroit supérieur, la pression
du levier aura pour but et pour effet de reporter la face
vers une des extrémités du diamètre transverse et
d'amener la tête en position transversale ; si la tête est
dans l'excavation ou au détroit inférieur, la pression
du levier sur la mâchoire reportera la face en arrière
et amènera l'occiput en avant.

La plupart des accoucheurs ne partagent cependant
pas les idées de Hubert et se refusent à employer cet
instrument dans ces occipito postérieures où la rotation
est si nécessaire.

Jacquemier, qui lui a consacré un long article, le
rejette impitoyablement dans le cas spécial qui nous
occupe. « On reste effrayé, dit-il, à l'idée seule de
« faire usage du levier dans les positions occipito pos-
« térieures en pensant aux désordres graves qu'il
« peut déterminer sur la face », et il évoque les contusions de la face et le danger de compromettre d'une
manière irrémédiable l'intégrité et les fonctions de l'œil
lui-même.

De nos jours, il semble qu'il se soit fait une réaction
en sa faveur. Des esprits curieux, en ne lui demandant
que ce qu'il peut donner, ont repris une série d'expériences, et il est intéressant et utile de savoir que
Tarnier lui accorde sa confiance dans les présentations
du sommet au détroit inférieur, lorsque celui-ci est
rétréci transversalement par le rapprochement des
branches ischio-pubiennes ou des tubérosités sciati-
ques. Grâce à son petit volume, il permet de diriger la
tête vers la partie du bassin qui n'est pas rétrécie, en la
refoulant en arrière. Auvard, au contraire de Jacque-

mier, admet son emploi dans les occipito postérieures :
« Dans ces cas, dit-il, le levier peut rendre de réels
« services. Glissé en arrière à l'union de l'occiput et du
« pariétal postérieur, il est susceptible d'accentuer la
« flexion et d'amener la rotation, grâce à la pression
« qu'il permet d'exercer d'arrière en avant. »

En fait, si le levier peut rendre des services dans
quelques cas, il n'en reste pas moins qu'avec lui la prise
est peu solide et nécessite une pression violente sur un
point unique de la tète, que le dérapement est toujours
à redouter avec toutes ses conséquences et l'instrument
de choix pour réduire un sommet en position postérieure reste le forceps.

Le Forceps.

Qu'il emploie le Levret ou le Tarnier, l'accoucheur a
en main un instrument qui, bien placé, donne une
prise solide, diminuant les chances de dérapement,
permettant de fléchir ou de défléchir la tête et d'effectuer la rotation si la nature ne s'en charge pas.

C'est Smellie qui, le premier, se servit du forceps
pour amener l'occiput sous la symphyse.

Baudelocque, Solayres virent bien quel chemin la
tête parcourait pour descendre du détroit supérieur à
travers l'excavation et par quel mécanisme elle se dégageait à la vulve. Mais, imbus de cette idée que la
rotation était due aux plans inclinés du bassin et croyant
que dans les O. P. cette rotation se faisait toujours en
arrière, ils se refusèrent à forcer la nature et dégagèrent
face au pubis.

Nœgelé, sur la fin de sa carrière, revint à la pratique de Smellie et, plus près de nous, Depaul, Bailly, Charpentier, Jacquemier, Tarnier font délibérément la rotation en avant, alors que Stoltz, Chassagny, Villeneuve, etc., veulent le dégagement en O. S. Ils donnent comme argument qu'on ne saurait faire accomplir sans danger une rotation de trois ou même quatre huitièmes de circonférence à une tête tournant autour de l'articulation occipito-atloïdo axoidienne, car si le tronc ne tourne pas en même temps, on tord le cou à l'enfant.

Il a fallu les expériences bien connues de Tarnier, reprises ensuite par Ribemont, pour démontrer que ce mouvement se passait non pas seulement dans cette articulation, mais dans toute la colonne cervicale et même dans les premières vertèbres dorsales, et que l'enfant avait moins à souffrir de cette torsion que de la flexion exagérée que doit subir la tête lorsqu'on dégage l'occiput en arrière.

On n'a plus recours aujourd'hui à cette dernière pratique que, lorsqu'après avoir tenté la rotation en avant, on juge qu'il faudrait un effort trop considérable et, par suite dangereux, pour l'accomplir. C'est le cas de dire qu'entre deux maux on choisit le moindre.

D'autres considérations ont amené les accoucheurs partisans de la rotation à adopter divers manuels opératoires.

Les uns se contentent de faire pivoter l'occiput jusqu'au trou obturateur ; arrivés là, ou bien ils laissent à la nature le soin d'achever la rotation et désarticulent le forceps, ou bien après un moment d'attente, si celle-ci ne donne rien, ils dégagent l'occiput sous la branche descendante du pubis.

Les autres n'attendent rien de la nature et amènent directement, à l'aide de l'instrument, l'occiput sous la symphyse.

Il n'y a en somme, comme on le voit, entre les uns et les autres qu'une simple différence de degré dans la course à imposer à l'occiput. Mais une autre question, primordiale celle-ci, et d'où sont nées toutes les discussions, domine la pratique du forceps dans les occipito postérieures. C'est la *question de prise*.

Nous avons vu déjà que Loviot, après une manœuvre manuelle, amenait la tête en transversale.

Pinard et son élève Bataillard admettent aussi que la simple introduction de la main et de la cuiller postérieure transforme inconsciemment une O.P. en O.T, voire en O. A., car dit Pinard : « Quand l'occiput primitivement en arrière accomplit sa rotation, il ne séjourne pas sur les côtés du bassin[1]. » Ces accoucheurs sont donc amenés, de ce fait, à pratiquer la prise classique des transverses et des obliques antérieures chaque fois qu'ils sont en présence d'une position postérieure ; les cuillers sont placées symétriquement par rapport à la tête, la postérieure, c'est-à-dire la première introduite étant de même nom que la position, et la concavité regardant l'occiput.

Loviot accomplit la rotation avec le secours du forceps.

Pinard et ses élèves, qui se servent du Tarnier,

---

[1] Pinard, Article Forceps. *Dict. encyclopéd. des sc. médicales.*

lequel permet à la tête de tourner d'elle-même, font simplement des tractions dans l'axe médian du corps, ils laissent la rotation entièrement à la nature, d'où leur précepte : « *Tirer sans tourner.* »

Bailly, Blot, Charpentier, Tarnier, etc., vont chercher l'occiput en position postérieure et, pour cela, introduisent les cuillers aux extrémités du diamètre oblique occupé par le bipariétal ; la première cuiller, la postérieure est de nom contraire à la présentation et la concavité regarde le front de l'enfant. La rotation étant faite suivant le plus court chemin, lorsque le sous-occiput est sous la symphyse pubienne, la cuiller gauche est à droite et son bord concave regarde la face antérieure du sacrum. Le forceps est complètement renversé contrairement à toutes les règles, et l'on conçoit facilement quel danger peut faire courir à la mère une semblable position du bec des cuillers, dès qu'on essaiera de dégager sans désarticuler et faire une nouvelle prise.

C'est en vue d'éviter cette position anormale du forceps que certains accoucheurs amènent la tête en traverse et dégagent ensuite comme Loviot, Pinard, etc.

D'autres redoutant les lésions des parties maternelles accomplissent bien la rotation en entier, mais désarticulent alors et font une prise directe

Enfin Bailly, Charpentier, Blot, Tarnier, se fiant à leur expérience et agissant avec la plus grande prudence, dégagent, le forceps étant renversé.

Il est de pratique courante et moins téméraire (c'est la pratique classique) de faire, l'occiput étant arrivé en antérieure oblique ou sous la symphyse, une nouvelle prise directe si le dégagement ne se fait pas de lui-même.

Jusqu'ici, nous ne sommes occupé que des différentes façons de saisir la tête, sans indiquer par quelle manœuvre on pouvait, dans le bassin, faire pivoter les cuillers du forceps sans léser les parois et déchirer les parties molles.

Farabeuf et Varnier ont exposé d'une façon aussi claire qu'imagée le manuel opératoire. En substance, ils disent ceci : Dans les occipito postérieures, nous prendrons celle-ci pour exemple, la tête descend l'excavation, fléchie incomplètement ou complètement.

Dans le premier cas, un temps préparatoire s'impose : achever la flexion ; mais la prise faite classiquement met le front dans le bord concave des cuillers et la force de traction se trouvant appliquée en avant de l'articulation occipito-atloïdo-axoïdienne tendra à défléchir la tête.

C'est, entre parenthèse, ce que Rémy appelle l'enclavement de la tête par déflexion exagérée imputable au forceps.

Pour éviter cet accident, il est donc nécessaire de faire une première prise aussi en arrière que possible qui tendra au contraire à accentuer la flexion. Mais à ce moment, le forceps risquera de déraper ; il faudra désarticuler et faire une seconde prise qui sera la prise classique. La tête étant donc fléchie et saisie d'une oreille à l'autre, on tire pour l'abaisser, pour l'amener jusque sur le plancher perinéal et on commence la rotation.

Si on accomplissait ce mouvement, en faisant tourner le forceps autour de l'axe des manches, avec un forceps courbe comme le Levret ou le Tarnier, le bec des cuillers décrirait une circonférence semblable à celle que décrit la partie supérieure du fourneau d'une pipe tournant autour de l'axe de son tuyau : il raboterait l'intérieur du bassin.

Par contre, le forceps tournant autour de l'axe de ses cuillers qui n'est autre que l'axe de l'ovoïde céphalique lorsque la tête est bien saisie, les manches décriront nécessairement un mouvement d'entonnoir, de circumduction.

L'accoucheur devra donc saisir les crochets du bout des doigts et conduire les manches comme s'il voulait évaser la vulve ou creuser un entonnoir dans le sable avec un pieu.

Telles sont les manœuvres classiques qu'on doit exécuter pour amener l'occiput sous la symphyse.

Il est bien entendu que les règles générales et préliminaires à toute application de forceps doivent être observées. La dilatation doit être complète et l'on n'interviendra que lorsque la tête aura séjourné deux heures au même point sans progresser, l'enfant ne souffrant pas ; de plus, l'opération sera faite avec douceur.

Nous sommes ainsi amené à dire un mot des rotations de force dans les os préconisées par certains auteurs.

Lorsqu'on attend, dit Bailly, que la tête soit arrivée sur le plancher périnéal pour commencer la rotation :

« On rend plus facile et exempte de périls pour la

« mère la rotation de la tête fœtale et de l'instrument,
« qui n'ont plus qu'à s'accommoder seulement à l'axe
« d'une seule ouverture du bassin et tournent dans un
« orifice en partie formé de parties souples et mobiles
« au lieu de la faire tourner au centre d'un canal à pa-
« rois rigides. »

Ces manœuvres de force avec le forceps sont absolument condamnables, si l'on songe aux lésions que cet
instrument peut produire, alors que l'on imprime un
mouvement de levier.

Assez nombreux sont déjà les reproches qu'il encourt
lorsqu'on l'emploie pour faire la rotation, la tête étant
sur le périnée et le faisant bomber. Blanc, entre autres,
énumère longuement ses méfaits : selon lui, il faut crain-
dre les déchirures de toute l'étendue du vagin, de la
portion inférieure de l'utérus dont la tête est encore
coiffée, et des parties molles de l'excavation.

Lorsqu'on agit sur les manches pour leur faire décrire un mouvement circulaire, on fait un long levier
de chaque branche dont la cuiller recevra, très exagéré, le plus petit effort exercé sur les crochets. D'autre part, la tête étant prise suivant ses diamètres transverses, l'occiput et le front essuient les parois pelviennes
avec d'autant plus de rudesse que la résistance est plus
grande et plus grande aussi la force transmise aux cuillers ; si, irrégulièrement, on saisit la tête suivant ses
diamètres longitudinaux ou obliques, on augmente
l'écartement des cuillers et celles-ci frotteront d'autant
mieux et avec plus de dommage encore sur les parois.

Macdonald, qui laissait à la nature le soin de la rotation, pour ne se servir du forceps que comme agent de traction, accuse celui-ci, la translation de l'instrument se faisant d'elle-même, de produire, grâce au bord tranchant des cuillers, des contusions et des déchirures assez marquées au niveau du tiers inférieur et sur les parois antérieures et postérieures du vagin.

On peut même parfois avoir des déchirures de l'utérus, de la vessie, et Blanc dit que, pour sa part, il en connaît un exemple probant entre des mains exercées.

Enfin, Valet de Bordeaux, citant Freund, rappelle que le vagin distendu s'applique étroitement aux cuillers fenêtrées du forceps et peut être entraîné dans le sens de la traction bien au delà de ses limites normales. Il ajoute, que par suite de ce glissement exagéré, le vagin se trouve décollé des tissus sous-jacents sur une étendue plus ou moins considérable. On peut avoir des délabrements profonds sans lésions superficielles, le tissu cellulaire étant rompu ; des veines importantes ont pu se rompre, d'où formation de thrombus plus ou moins importants. Enfin, la paroi vaginale peut céder et se déchirer sur une étendue plus ou moins considérable.

Blanc, que nous avons vu s'étendre si longuement sur les méfaits du forceps, lui préférait la main pour la réduction des occipito postérieurs et il ne croyait pas que la rotation avec le forceps pouvait réussir là ou la main avait échoué. Mais il préconisait, en dehors de l'application classique, l'emploi du forceps avec un lacs, méthode essentiellement lyonnaise et mise en pratique par M. le professeur Fochier.

Lorsqu'une occipito-postérieure par exemple est

irréductible M. le professeur Fochier saisit la tête suivant ses diamètres longitudinaux obliquement de la bosse frontale qui est en avant à l'apophyse mastoïde qui est en arrière, puis tirant sur le lacs postérieur, il produit la descente et la rotation de la tête, la rotation artificielle n'étant commencée que lorsque la descente est complète et que la tête repose sur le plancher périnéal qui bombe. A ce moment, la tête logée ou à peu près dans le bassin mou peut plus facilement accomplir son mouvement sans risquer de léser les parties molles.

CHAPITRE II

DE LA TRACTION BILATÉRALE DIVERGENTE
DANS LES OCCIPITO POSTÉRIEURES

Dans le chapitre précédent, nous n'avons fait qu'indiquer le procédé employé par M. le professeur Fochier et son élève Blanc : la traction sur un seul lacs, pour faire la rotation de l'occiput en avant. Cette question des lacs a été étudiée d'une façon très complète par Voron dans sa thèse inaugurale, et c'est de ce travail, reflet de l'enseignement de M. le professeur Fochier, que nous nous inspirerons pour aborder l'étude du procédé de traction bilatérale divergente.

Voron ne lui consacre qu'un court chapitre presque accessoire et c'est à M. Commandeur que revient le mérite d'avoir mis en lumière le procédé nouveau dans une communication à la Société d'obstétrique, et dans un mémoire publié tout récemment dans la *Province médicale*.

Avant d'exposer la technique de ce procédé, il ne nous semble pas indifférent de revenir et même de nous étendre un peu sur l'emploi des lacs. En général, l'Ecole lyonnaise est presque seule à en user et l'on ne saurait trop mettre en parallèle ces auxiliaires utiles avec les instruments qui leur sont préférés au dehors, par des praticiens à qui ils ne sont pas familiers [1].

N'envisagerons-nous que le cas particulier de la rotation? Nous serions incomplet, car la rotation n'est qu'un épisode dans le cours de l'accouchement, un épisode préparé par la descente de la tête et les circonstances suivant lesquelles elle s'opère, tête fléchie ou défléchie, complètement ou incomplètement. Voyons ce que donne le forceps dans ces differentes phases de l'accouchement.

Deux principes dominent son emploi dans la descente jusqu'au dégagement exclusivement.

1° *Tirer dans l'axe de l'excavation* qui est, ainsi que l'a montré Fabri et ensuite Sabatier, une ligne droite se confondant avec l'axe du détroit supérieur.

2° *Laisser à la tête saisie par l'instrument, le plus de mobilité possible, et cette condition sera réalisée si l'insertion de la force se fait au centre de figure.*

Sans revenir sur les discussions très nourries de Voron, nous dirons avec lui, que si l'on emploie le Levret :

1° Quel que soit le procédé qu'on adopte, procédé de Chailly, de Tarnier, de Nœgèle, d'Hubert, de Pajot ou de Sabatier, on ne laisse aucune mobilité à la tête.

2° On développe une force de constriction directement proportionnelle à la force de traction.

---

[1] M. Demelin de Paris, dans une communication à la Société d'obstétrique (1902), reconnaît l'utilité des lacs et admet leur emploi.

3° On transforme plus ou moins le forceps en levier qui, dans certains cas, force la tête à s'arc-bouter contre les pubis et dans d'autres, expose les parties postérieures aux pressions.

Si l'on emploie le Tarnier :

1° Ainsi que le dit M. le professeur Fochier on ne tire pas sûrement dans l'axe du bassin mais dans l'axe de l'instrument, ces deux axes ne coïncidant pas toujours dans l'excavation.

2° L'aiguille indicatrice ne donne pas toujours des renseignements exacts.

3° L'insertion des branches de traction, se faisant au-dessous du centre de figure sera, toutes les fois qu'on ne tirera pas dans l'axe du bassin, une cause de mouvement de rotation autour d'une ligne transversale qui pourra exposer la tête à des compressions dangereuses et arrêter la descente.

4° La complication de l'instrument peut être, dans les positions obliques, une cause de gêne pour des mains inexpérimentées.

5° Dans certains cas d'enclavement de la tête, Rémy signale ce fait que les cuillers du Tarnier glissent du côté du front, les manches se relèvent vers la paroi abdominale de la femme comme si la tête se dégageait au-dessous du pubis, et le forceps dérape. Il en serait ainsi d'ailleurs avec le Levret, à cause de la direction même de la courbure de l'instrument qui, dans le cas qui nous occupe, reporte l'effort du côté du front.

6° Le Tarnier et le Levret nécessitent enfin une double application dans le cas de tête incomplètement fléchie.

Nous avons vu déjà, en effet, que la flexion préalable était une condition indispensable pour que, dans les occipito postérieures, la rotation puisse se faire. Nous avons vu également que, l'application faite, le front était dans la concavité des cuillers et que le point d'application de la force se trouvait en avant de l'articulation occipito-atloïdienne. De ce fait, la traction ne peut que tendre à défléchir la tête..

Pour remédier à cet inconvénient, Farabeuf et Varnier recommandent une première application en *arrière des oreilles ;* on obtient ainsi la flexion. Celle-ci faite, si l'on continue la traction, le forceps glissera vers le front et dérapera ; il faut donc de toute nécessité désarticuler et réaliser une nouvelle prise qui, elle, permettra de faire la rotation et d'achever sans encombre l'extraction.

Nombreux, on le voit, sont les reproches que l'on peut adresser au forceps simple ou à tracteur rigide dans les temps qui préparent la rotation et lui sont nécessaires.

Les lacs donnent-ils de meilleurs résultats ?

Tout d'abord ils ne tirent pas dans l'axe du bassin, parce que pour cela ils devraient être tendus sur la pointe du coccyx dont ils sont séparés par l'épaisseur du périnée. On pourrait, il est vrai, se rapprocher beaucoup de la traction idéale, en fixant les crochets du forceps avec la main, mais on nuirait ainsi à la mobilité du système céphalo-instrumental.

Ils font d'ailleurs avec l'axe du bassin un angle très peu considérable, d'autant moins appréciable que la tête se trouve plus haut dans l'excavation, et Chassagny a mis en évidence une compensation bien suffisante au défaut qu'ils partagent avec le Levret et le Tarnier. Cette complication est fournie par *l'insertion de la force au centre de figure*. Une pareille insertion laisse à la tête une mobilité complète qui lui permet de faire d'elle-même tels mouvements accessoires, utiles ou nécessaires à son évolution, et surtout, c'est là le point intéressant, place l'opérateur dans les meilleures conditions pour tirer, la traction dans l'axe étant impossible. Chassagny a fourni la démonstration du fait en s'appuyant sur ce principe de mécanique qui dit que *lorsque la force n'est pas placée dans la direction des axes de son canal, elle doit pour agir rationellement passer par le centre de figure du corps qu'on veut extraire.*

Ce corps, la tête dans l'espèce, refuse parfois de descendre lorsqu'il est sollicité par des tractions simples ; « les anciens auteurs, dit Voron, conseillaient alors de « combiner la traction directe avec des mouvements « de latéralité, ou dans le sens antéro-postérieur en « portant alternativement les manches de l'instrument « de l'une à l'autre cuisse de la malade ou en élevant « et abaissant alternativement les manches du for- « ceps. »

Ces mouvements préconisés par Dupont, Tarnier, Delore, etc., on ne les obtient qu'en agissant sur les manches, c'est-à-dire en transformant le forceps en un levier dont l'action sera toujours difficile à apprécier et à limiter ; il pourra devenir dangereux pour les parois du bassin.

Les lacs, eux, grâce à leur insertion au centre de

figure, suppriment tout mouvement de levier, et, portés
alternativement de bas en haut et de haut en bas, permet-
tent sans danger ces grandes oscillations antéro-posté-
rieures si avantageuses lorsqu'elles ne sont pas trop
étendues et que Scanzoni, sous le nom de manœuvre
de Prague, emploie dans les têtes dernières. Pour être
simple, on le voit, l'instrument n'en est pas moins
sérieux et puissant, et nous en trouvons une preuve
nouvelle dans ces cas où la flexion incomplète de la
tête nécessite une double application.

Si, nous servant d'un forceps muni de lacs, nous
saisissons la tête obliquement d'une mastoïde à la bosse
frontale opposée, la courbure des cuillers étant dirigée
dans le même sens que la courbure pelvienne, c'est-
à-dire regardant le front du fœtus, et que l'on tire sur
le lacs allant à la cuiller qui appuie sur la mastoïde,
cette traction tend à faire descendre l'occiput, par con-
séquent à fléchir la tête. On réalise à moins de frais le
résultat de l'application de Varnier, et l'on ne court pas
le risque de dangers qui peuvent résulter du dérapement[1]. Il va de soi que ce dernier accident sera de
même évité en employant la manœuvre précédente.
Dans les cas de tête enclavée où le Tarnier a donné de
mauvais résultats à Rémy, et où le Levret n'en aurait
pas donné de meilleurs, M. le professeur Fochier dit
que la traction sur le lacs mastoïdien est même tout ce
que l'on peut se permettre dans de semblables circonstances et que, si la tête ne se fléchit pas, il faut se garder
d'avoir recours à des manœuvres plus violentes « car

[1] Thèse de Voron.

« on est en présence d'une de ces présentation du sin-
« ciput ou du bregma qui restent immuables. »

Tels sont les services que peuvent rendre les lacs ;
comme on le voit, ils sont nombreux et appréciables.
Il reste encore en leur faveur un autre avantage, d'ordre
tout spécial, et qu'il est bon de ne pas passer sous
silence, nous voulons parler de leur extrême simplicité.

Mince ruban de chevillère, au besoin même petite
ficelle que l'on peut se procurer partout à prix minime,
les lacs s'adaptent à tous les forceps, pourvu qu'on ait
fait pratiquer sur chacun des bords des cuillers la petite
fente nécessaire à leur introduction. Ils sont faciles à
stériliser, puisqu'il suffit de les faire bouillir pour les
rendre aseptiques, leur volume est si réduit, la place
qu'ils occupent si petite qu'ils ne sont jamais une occasion de gêne lors de l'introduction des branches, et
leur grande souplesse fait d'eux l'instrument de traction
le plus mobile que l'on puisse souhaiter.

Peut-être qu'aux yeux de quelques-uns ces qualités
intrinsèques des lacs ne sont que détails négligeables ;
pour beaucoup, nous le croyons, elles ont leur prix,
car en matière de pratique tout est à considérer.

Le forceps et les lacs dans la rotation.

Nous avons vu, dans notre premier chapitre, de quel
reproche est passible le forceps employé comme instrument de rotation. Alors même que l'on pratique
la manœuvre si bien décrite par Farabeuf et Varnier,

alors même que l'on ne fait décrire que lentement et sans brutalité le mouvement de circumduction indiqué pour les branches, il est toujours difficile d'apprécier exactement quelle amplitude il faut donner à ce mouvement, pour réaliser avec le minimum de risques, la rotation en avant de l'occiput.

Quoiqu'on fasse, il y aura toujours ceci dans cette manœuvre, que le forceps est transformé en un levier dans la conduite duquel il est difficile d'apprécier l'effort nécessaire et rigoureusement suffisant, qui ne risque pas de développer une force nuisible du côté des cuillers.

On sait, en effet, qu'avec un levier on développe une force proportionnelle aux distances qui séparent le point d'appui, le point d'application et le point mobile. On arrive aussi, en entraînant les crochets dans le mouvement de circumduction nécessaire, pour faire tourner la tête, à développer avec un effort qui paraît minime à l'opérateur, une force relativement énorme vers le bec des cuillers, force qui sera souvent dangereuse et pour la mère et pour l'enfant. Et jusqu'ici, nous n'avons eu en vue que les cas où la rotation se fait, comme le demande M. le professeur Fochier, dans les parties molles, lorsque la tête est bien descendue et fait bomber le périnée. Mais de quels méfaits ne se rendra pas ocupable le forceps, lorsqu'on l'emploiera dans ces cas dont parle Charpentier, « ou la tête étant un peu « élevée, on a quelquefois de notables difficultés à « l'abaisser, avant de lui faire exécuter son mouvement « de rotation ». Il est bon alors, ajoute cet auteur « de « commencer le mouvement de rotation avant que la

« tête ne soit tout à fait descendue au niveau du détroit
« inférieur. » Les lacs vont-ils, eux, nous donner satisfaction mieux que le forceps dans tous ces cas difficiles
ou non ?

Nous savons déjà que M. Fochier et son élève Blanc,
lorsque la tête est bien fléchie et repose fortement sur
le plancher périnéal, font tourner cette tête et amènent
l'occiput sous la symphyse pubienne, en tirant sur le
lac mastoïdien qui est postérieur. Cette manœuvre a été
perfectionnée, complétée par M. Fochier et, pour la
première fois, son élève Voron signale l'emploi simul-
tané des deux lacs ; la traction bilatérale divergente
dans les occipito postérieures.

Par la suite, M. Commandeur a eu, dans son service
de la Maternité de l'Hôtell-Dieu, l'occasionde recourir à
ce procédé, et il nous semble utile avant d'en commencer l'étude, de donner comparativement, à cette place,
les trois observations que nous possédons :

OBSERVATION I

(Thèse de Voron, obs. CIV.)

V. B..., primipare. Accouchement le 13 décembre 1899. La
tête s'arrête dans l'excavation un peu défléchie et en O I D P.
Application de forceps, prise nettement asymétrique de l'apophyse mastoïde à la bosse frontale. Traction bilatérale divergente La tête est amenée en transverse. Nouvelle application.
Nouvelle traction sur les lacs jusqu'à ce que la tête soit fixée
sous le pubis. On enlève le forceps, dégagement. Enfant de
2 kg. 780, bien portant

OBSERVATION II

(Commandeur, *Province médicale*, n⁰ 40, 1902).

Occipito-postérieure arrêtée dans l'excavation. — Tentatives infructueuses d'application de forceps. — Thrombus du vagin. — Application du forceps de Levret avec lacs. — Traction bilatérale divergente. — Extraction facile.

La malade était une Italienne de trente ans, qui était entrée dans le service de la Maternité de l'Hôtel-Dieu, à huit mois et demi de grossesse, avec une présentation du siège. Elle était enceinte pour la cinquième fois. De ses quatre premiers enfants, trois sont vivants ; le quatrième qui se présentait par le siège, était venu mort-né. Dans les premiers jours de son séjour dans le service, la présentation, qui était une sacro-iliaque gauche antérieure, s'était transformée spontanément en sommet, position droite postérieure.

Le travail débuta le 14 février, à midi, et les membranes se rompirent dès les premières douleurs. La dilatation se fit lentement et fut complète seulement au bout de quinze heures de douleurs, le 15, à 3 heures, du matin. On attendit trois heures encore, mais la tête, malgré les efforts expulsifs, ne progressa pas. Elle restait arrêtée à la partie supérieure de l'excavation en position O I D P. L'interne du service appelé tenta une première application du forceps de Levret. Aux premières tractions l'instrument dérapa. Une seconde tentative amena le même résultat ; mais à ce moment, on constata l'existence d'une tuméfaction siégeant sur la partie supérieure du vagin, à sa partie postérieure droite. Au cours d'une troisième tentative, la tumeur se rompit et il s'écoula environ 300 à 400 grammes de sang. La tumeur était un thrombus du vagin.

La troisième application de forceps n'ayant pas eu plus de succès que les deux premières, et le forceps ayant encore dérapé, on tamponna à la gaze iodoformée la cavité du thrombus, puis le vagin et on me fit prévenir.

A 7 heures, je trouvai la malade peu anémiée, mais l'enfant avait souffert au cours de ces tentatives. Les bruits du cœur étaient très ralentis et il était sur le point de mourir. J'enlevai le tamponnement et je constatai que la tête était toujours à la partie supérieure de l'excavation, en droite postérieure, modérément fléchie, la grande fontanelle encore un peu accessible.

Les mèches de gaze une fois enlevées, l'hémorragie avait recommencé, mais l'écoulement sanguin était modéré. On sentait, à droite et en arrière, l'orifice de rupture du thrombus dans lequel le doigt pénétrait facilement

Je la fis endormir à l'éther, et fis alors une application du forceps de Levret muni des lacs de Laroyenne. La tête fut prise symétriquement, le forceps étant placé dans le diamètre oblique droit. Je fis d'abord des tractions modérées dans l'axe du bassin, sans grand succès, mais je modifiai très rapidement le sens des tractions. Prenant de la main droite le lacs de la cuiller droite, je tirai sur ce lacs en bas et aussi à gauche que le permettait la branche ischio-pubienne, pendant que le lacs de la cuiller gauche saisi de la main gauche tirait en bas et aussi à droite que possible. J'eus alors la satisfaction de voir, avec un effort très modéré, la tête descendre et tourner avec une telle facilité que je n'eus aucune peine, sans faire de deuxième application et pour ne pas perdre de temps et tâcher de sauver l'enfant, à fixer la tête sous le pubis. J'enlevai rapidement mon forceps et terminai le dégagement manuellement.

Malheureusement l'enfant était déjà réellement mort et, malgré tous les moyens mis en œuvre, il fut impossible de le ranimer.

J'ajouterai, pour compléter cette observation, que l'hémorragie reprit intense après la sortie de l'enfant. Je dus faire l'extraction manuelle du délivre ; je tamponnai la poche et le vagin et l'hémorragie fut alors définitivement arrêtée.

Les suites de couches furent troublées par des accidents infectieux ; mais les injections intra-utérines, le drainage de la poche du thrombus et deux abcès de fixation en vinrent facilement à bout.

OBSERVATION III

(due à l'obligeance de M. Commandeur.)

Mme D.. , âgée de vingt ans, primipare. Dernières règles du 25 janvier entre à la Maternité de l'Hôtel-Dieu, en travail, le 13 novembre 1902, à 8 heures du soir, le travail ayant débuté trois heures avant. La dilatation marche lentement : les membranes se rompent trente-six heures après le début du travail, à 4 h. 1/2 du matin, alors que la dilatation n'est pas tout à fait complète.

A ce moment, l'utérus ne se contracte plus que très faiblement, si bien qu'à onze heures du matin, l'inertie utérine oblige à intervenir.

La tête est immobilisée dans le bassin à la partie supérieure de l'excavation en position O I D P : la flexion est suffisante, la grande fontanelle n'étant accessible que très haut derrière la région pectineale.

Anesthésie au chloroforme. Application du Levret muni des lacs de Chassagny. La prise est faite symétriquement, le front, dans la concavité des cuillers. On essaye :

1° Des tractions avec les mains placées à l'entablure : la tête reste immobile ;

2° Des tractions dans l'axe en tirant sur les deux lacs : la tête ne bouge pas.

On tente alors la manœuvre de la traction bilatérale divergente : avec une traction modérée évaluable à 15 kilogrammes environ, on voit la tête évoluer et tourner en même temps qu'elle descend en décrivant un mouvement de spire. Elle arrive au bas de l'excavation en position O I D A : le forceps est alors retiré puis réappliqué dans le diamètre oblique droit. Il suffit de tirer avec les mains placées à l'entablure pour que la rotation se complète spontanément et que la tête se fixe sous le pubis.

Dégagement manuel et extraction d'un enfant vivant du poids de 335o grammes.

Cinq minutes après l'extraction de l'enfant, inertie utérine, hémorragie à flots, compression de l'aorte, délivrance artificielle ; l'utérus se contracte bien.

De ces observations, il ressort que deux prises sont possibles, l'une symétrique, l'autre asymétrique lorsqu'on se sert du forceps ordinaire muni des lacs de Chassagny pour amener l'occiput sous la symphyse pubienne par le procédé de la traction bilatérale divergente.

Nous allons examiner ce que peut donner chacune d'elles avant d'aborder l'étude du procédé lui-même.

Prise asymétrique. — Elle est employée et recommandée par M. le professeur Fochier et consiste à placer une cuiller sur la mastoïde postérieure et l'autre sur la bosse frontale antérieure.

Si l'on veut bien se souvenir qu'avec une semblable application il est possible :

1° De descendre la tête en exerçant, sur les deux lacs réunis, une traction dans le sens de l'axe du détroit supérieur ; 2° de faire fléchir cette tête en tirant sur le lacs mastoïdien.

On voit que toutes les conditions sont réunies qui préparent et favorisent la rotation et l'on n'aura plus qu'à réaliser celle-ci, si déjà elle ne s'est faite d'elle-même pendant la descente, grâce à la grande mobilité dont jouit le système céphalo-instrumental.

Voici comment Voron décrit la manœuvre qu'exé-

cute M. Fochier pour obtenir ce dernier mouvement :
« Si, dans une occipito-postérieure droite, on fait une
application, une cuiller sur la mastoïde postérieure,
l'autre sur la bosse frontale antérieure, on peut, en
tirant sur le lacs postérieur de gauche à droite, sur le
lacs antérieur de droite à gauche, ramener l'occiput à
gauche, du côté du pubis. Dans cette manœuvre les
lacs et les mains qui les tirent sont croisés et diver-
gents, d'où le nom de traction bilatérale divergente. »
Et Voron ajoute : « Il y aura très rarement lieu de se
servir de cette manœuvre. Elle a cependant sur la rotation exercée à l'aide des manches l'avantage d'être
inoffensive et de ne pas s'accompagner comme celle-ci
de mouvements dangereux pour la tête et le bassin. »

A première vue, il semble que cette application
oblique doive donner toute satisfaction à l'accoucheur.
Elle permet, en effet, la descente, rend la flexion facile,
et amène, sans effort nuisible, l'occiput, de sa position
postérieure sacro-iliaque, à une position antérieure
pubienne. Elle présente cependant quelques inconvénients qu'il est nécessaire de signaler.

Les cuillers saisissent, l'une la mastoïde, l'autre la
bosse frontale. Or, la prise idéale du forceps est la
prise pariéto-malaire : les cuillers de l'instrument sont
disposées de telle sorte qu'embrassant la tête d'une
oreille à l'autre elles réalisent leur maximum de préhension. Elles s'appliquent donc moins bien sur la bosse
frontale et sur la mastoïde et la préhension est moins
parfaite. Il n'y a là, d'ailleurs, qu'un léger désavantage,
et qui peut être négligeable, puisqu'en pratique la prise
est réellement solide.

Mais, défaut plus grave, puisque, parfois, il est une occasion de gêne pour l'opérateur, les cuillers sont placées d'avant en arrière dans le diamètre antéro-postérieur du bassin. Or, si à l'orifice pubio-périnéal, le plus grand diamètre du canal génital est antéro-postérieur, si dans l'excavation les diamètres sont indifférents, plus on se rapproche du détroit supérieur, plus le diamètre maximum tend à devenir oblique. Est-on obligé d'aller chercher une tête tout en haut de l'excavation comme dans les deux cas de M. Commandeur ? la prise asymétrique deviendra difficile et cela d'autant plus que la tête sera plus élevée.

Et même la tête étant basse, descendue complètement, si l'on veut, sur le plancher périnéal, n'est-ce pas encore un inconvénient que d'avoir à placer la cuiller antérieure entre la bosse frontale et le pubis, contre lequel cette bosse vient buter fortement ? « C'est la région où la tête est le plus étroitement serrée par les parois osseuses » ; y introduire une cuiller de forceps pourra parfois ne pas être facile.

D'autre part, la situation des cuillers aux deux extrémités d'un diamètre presque antéro-postérieur, va limiter rapidement le mouvement de rotation. La cuillerantérieure, de par sa situation à peu près médiane, sera, en effet, bien vite arrêtée dans sa course, le forceps sera renversé rapidement ; la concavité de ses cuillers regardant en arrière, et, l'observation de Voron en est une preuve, il faudra désarticuler et faire une seconde application pour achever la rotation et fixer l'occiput sous la symphyse.

Enfin, dernier grief, dans les cas où la tête est élevée

dans l'excavation, lorsqu'on aura surmonté les difficultés d'introduction que nous avons signalées plus
haut, on risquera de voir le mouvement de rotation
s'arrêter net, parce que la cuiller antérieure sera venue
buter contre la branche ischio-pubienne, mettant
ainsi un obstacle qu'il sera impossible de franchir.

En somme, malgré les difficultés qu'elle présente,
cette prise donne toute satisfaction et doit être employée
lorsqu'on se trouve en présence d'un cas où la tête
n'est pas fléchie.

Prise symétrique. — Employée deux fois par
M. Commandeur, elle lui a donné d'excellents résultats.
Il est vrai que les circonstances n'étaient pas les mêmes
que dans le cas de Voron.

Dans chacune des observations, nous trouvons bien
un point commun : la tête était arrêtée dans l'excavation, mais chez l'accouchée de Voron, cette tête était
un peu défléchie, alors que chez les malades de M. Commandeur, la tête était modérément fléchie. Il n'y avait
qu'à profiter de cette flexion incomplète, c'est vrai,
mais suffisante, et la traction sur le lacs postérieur
n'était pas absolument nécessaire.

Pour éviter les inconvénients de la prise mastoïdo-
frontale, la tête, les deux fois, fut donc saisie symétriquement, le forceps étant placé dans le diamètre oblique
droit (c'étaient des O I D P.)

Cette prise est certainement plus facile à réaliser que
la prise oblique par rapport à la tête. La branche antérieure malgré le mouvement de spire qu'on devra lui
imposer, se placera plus aisément que lorsqu'on sera
obligé d'introduire la cuiller entre le pubis et le front :

la situation des cuillers aux extrémités d'un diamètre oblique du bassin permettra un mouvement d'excursion de la tête plus considérable, le renversement du forceps ne se fera que tardivement, et il sera possible au besoin d'éviter une seconde application destinée à terminer la rotation et à engager l'occiput sous la symphyse, si la malade est une multipare et si les parties molles sont souples.

On reproche, il est vrai, à la prise symétrique, la tendance qu'elle a à défléchir la tête, tendance qu'elle doit à la présence du front dans la concavité des cuillers. Ce défaut est compensé par ce fait que, si, au lieu de se servir d'un tracteur rigide à concordance axiale parfaite, on emploie les lacs, la tête a moins de chance de se défléchir, et voici pourquoi : « Un des grands reproches qu'on fait aux lacs, dit M. Commandeur, est de ne pas tirer dans l'axe du bassin, quel que soit le refoulement imposé au périnée. »

On tire toujours trop en avant. — « Dans les positions postérieures ce défaut devient justement un avantage. En effet, l'obliquité d'environ 3o degrés de la ligne de traction sur les lacs avec l'axe du bassin, fait frotter les parties de la tête en contact avec l'arc antérieur du bassin ; dans les occipito-postérieures, ce sont les bosses frontales. Or, l'arrêt du front est un des meilleurs moyens de fléchir la tête. »

Cette direction défectueuse donnée à la force, direction faisant un angle de 3o degrés environ avec l'axe du détroit supérieur et compensée presque complètement par l'insertion au centre de figure, avait déjà été signalée par Voron comme un avantage dans les présentations du pariétal antérieur, alors qu'il s'agit d'engager le pariétal postérieur retenu au-dessus du promontoire, en le faisant tourner autour de la partie inférieure du pariétal antérieur, buté contre le pubis. Si l'on fait une prise mastoïdo-frontale (une prise symétrique serait ici défavorable à cause de la position de la cuiller postérieure), et que l'on tire sur les lacs, en se rapprochant le plus possible, comme direction, de l'axe du détroit supérieur, on développe une force qui se décompose en deux autres, l'une appuyant la tête contre le pubis, l'autre entraînant le pariétal postérieur sur le promontoire dans la direction de l'excavation, et tendant à produire la coïncidence des plans horizontaux céphaliques avec l'axe du pelvis. Le pariétal postérieur descend en somme, l'antérieur restant fixé, comme descend l'occiput dans les O P, le front continuant à s'appuyer contre le pubis.

En résumé, on peut dire que chacune des deux prises, avec ses inconvénients et ses avantages, répond à des indications spéciales.

Est-on en présence d'une tête défléchie ou non fléchie? C'est à la prise asymétrique qu'il faut avoir recours, la traction unilatérale sur le lacs postérieur, précédant la traction bilatérale divergente. La tête est-elle, au contraire, fléchie complètement ou simplement d'une façon suffisante, on donne la préférence à la prise symétrique, d'une réalisation plus facile et qui laisse plus de latitude à l'opérateur.

Étude du procédé lui-même
en dehors des considérations de prise.

Nous devons à l'obligeance de M. Commandeur trois figures qui vont nous permettre d'interpréter et d'analyser le mode d'action de la traction bilatérale divergente.

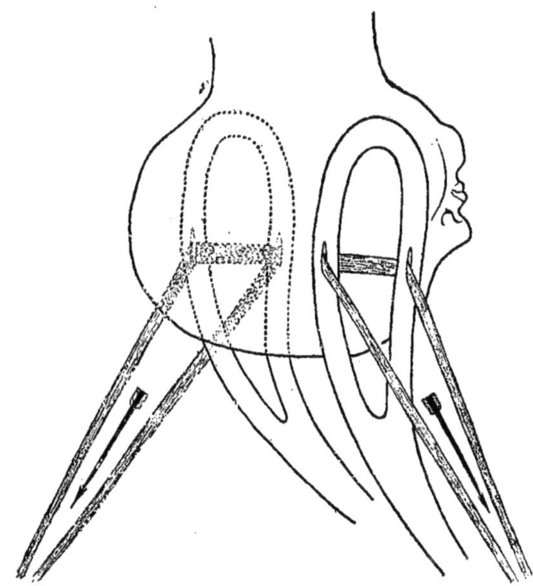

Fig. 1.

Si nous nous reportons à la figure 1, nous trouvons une tête saisie obliquement, comme le veut M. Fochier, de la bosse frontale antérieure à l'apophyse mastoïde postérieure. Le lacs de la cuiller antérieure est tiré en bas et à droite, celui de la cuiller postérieure en bas et à gauche. La direction des flèches indique nettement que la traction exercée est bilatérale et croisée ou divergente. De plus, ces deux lacs sont fixés aux deux extrémités d'un diamètre passant par le centre de figure, et il est impossible, pratiquement, d'approcher davantage de ce centre.

Voyons maintenant ce que donne chacun des deux lacs. Examinons la figure 2.

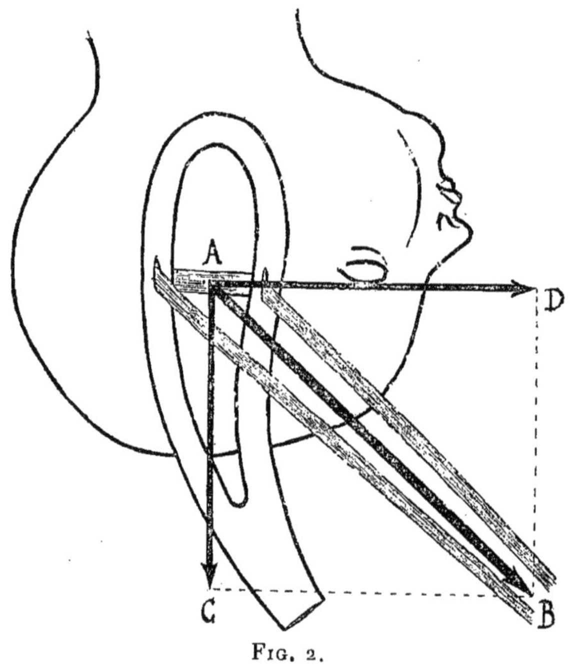

Fig. 2.

La cuiller qui est représentée correspond à la cuiller antérieure de la figure 1. Le lacs est tiré en bas et à droite, suivant la ligne A B. La force appliquée en A se décompose, suivant la loi du parallélogramme des forces, en deux autres, l'une A D, qui tend à porter le point A de gauche à droite, dans la direction de D ; l'autre A C, qui tend à descendre le point A dans la direction C.

Nous pouvons faire le même raisonnement pour le
lacs postérieur qui est tiré en bas et à gauche, dans la
figure 1. La force appliquée au point d'attache du lacs
se décompose aussi en deux autres, dont l'une tendra à
porter ce point d'attache de droite à gauche et l'autre à
le descendre dans l'excavation.

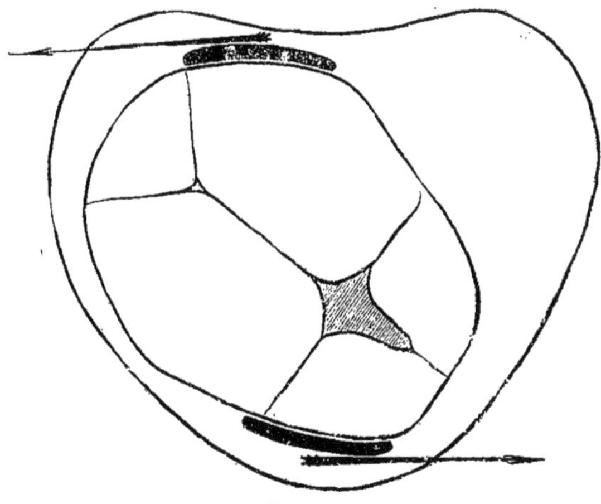

Fig. 3.

La figure 3 nous montre d'une façon très nette
dans quels sens différents vont être sollicités les points
de la tête situés aux deux extrémités du diamètre où
sont appliqués les lacs. L'apophyse mastoïde postérieure sera entraînée de la droite vers la gauche pendant que la bosse frontale antérieure s'en ira de la
gauche vers la droite. Mais le corps qui se trouve ainsi
tiré par deux de ses points dans deux directions différentes est un ovoïde. Or, « toutes les fois qu'un corps
sphérique ou ovoïde est sollicité aux deux extrémités
d'un de ses diamètres par deux forces à peu près égales,
parallèles et *de sens contraire*, la résultante est un

mouvement de rotation de ce corps autour de son centre de figure[1] ».

L'occiput, ébranlé par l'action du lacs postérieur et entraîné à la suite du front sur lequel agit le lacs antérieur, va donc quitter sa position sacro-iliaque pour passer successivement par le diamètre transverse du bassin, à l'extrémité antérieure du diamètre oblique et enfin arriver en position médiane ou pubienne.

Cependant, pourrait-on dire, comment est-il possible à l'occiput d'accomplir une semblable rotation de trois ou même quatre huitièmes de circonférence, alors que l'on sait que « lorsqu'il y a coïncidence entre la direction des forces et le diamètre du mobile, c'est-à-dire lorsque tous les points de la ligne des forces et ceux du diamètre saisi sont sur la même ligne droite », le mouvement de rotation s'arrête.

L'objection serait bonne si l'on usait de tracteurs fortement fixés à la tête et ne jouissant d'aucun mouvement autour de leur point d'application.

Mais, précisément, nous avons dit déjà qu'une des grandes qualités des lacs était leur souplesse : on peut les plier à toutes les nécessités ; on peut, « à chaque moment et à mesure que le mouvement de rotation se produit, modifier la traction de manière à ce que l'angle formé par le diamètre saisi et les lignes de forces soit le plus près possible de l'angle droit qui correspond au maximum d'effort utile[2] ».

Un dernier point qu'il est intéressant aussi de signa-

---

[1] Commandeur, *Province méd.*, n° 4o, 1902.
[2] Commandeur, *loc. cit.*

ler et que l'expérience confirme, après que la théorie l'a démontré, *c'est la simultanéité de la descente et de la rotation*, celle-ci se faisant à mesure que se fait celle-là.

Rapportons-nous à ce que nous avons dit en étudiant la décomposition de la force appliquée au point d'insertion de chaque lacs. Des deux forces produites, l'une tend à faire tourner la tête autour de son centre de figure, l'autre à la descendre dans l'excavation. A. ce sujet, les observations II et III sont absolument affirmatives. La tête étant saisie tout en haut de l'excavation, dès que M. Commandeur fit la traction bilatérale divergente, il eut « la satisfaction de voir avec un effort très modéré la tête descendre et tourner avec une telle facilité que, dit-il, il n'eût aucune peine, sans faire de deuxième application...., à fixer la tête sous le pubis[1] ».

Comment concilier un tel résultat avec les idées admises jusqu'ici sur la rotation? Nous nous sommes longuement étendu plus haut sur les méfaits possibles du forceps, sur les dangers que peut faire courir à la mère et à l'enfant sa transformation en un levier qui, avec une force minime exercée aux crochets arrive à développer un effort relativement considérable au niveau du bec des cuillers. Souvenons-nous aussi que les craintes provoquées par l'emploi du forceps, craintes dont nous avons rapporté quelques échos, existaient alors que le mouvement de rotation était tenté suivant toutes les règles que la prudence commandait et seule-

---

[1] Commandeur, *loc. cit.*

ment *lorsque la tête était bien descendue et faisait tomber le périnée.* Que ne devait-on pas redouter, alors dans ces cas dont parle Charpentier et où « la tête étant un peu élevée, on a quelquefois de notables difficultés à l'abaisser avant de lui faire exécuter un mouvement de rotation? » Et cependant cet accoucheur ajoute : « Il est bon dans ce cas de commencer le mouvement de rotation avant que la tête ne soit tout à fait descendue au niveau du détroit inférieur », et il cite, à côté de deux cas où il put réussir à amener, en opérant ainsi l'occiput sur le plancher périnéal et sous la symphyse, un autre cas où il lui fut impossible de faire descendre la tête en la tirant en bas et de la faire tourner.

M. Commandeur, se trouvant en présence de cas semblables avait lui aussi, échoué lorsqu'il cherchait à provoquer la descente par la simple traction dans l'axe si efficace en général. Il fit appel à la traction bilatérale, divergente et, brusquement, tout se fit sans difficulté, sans effort, descente et rotation, et, qui plus est, rotation dans l'excavation, dans les os, alors que le forceps employé seul y eût probablement provoqué des dégâts aussi considérables qu'irréparables.

C'est que, « lorsqu'une force se décompose en deux forces secondaires, chacune de celles-ci est plus petite que la force initiale ; donc, pas de mouvement de levier possible. Il suffit de regarder la figure 2 pour s'en rendre compte. Le forceps, en tant qu'instrument rigide, ne compte pas. Il ne sert qu'à permettre l'application de la force à un point de la périphérie de la tête. Il en résulte que l'effort réel de rotation sera toujours inférieur à la force déployée par l'accoucheur[1]. Celui-ci, conscient de son effort musculaire, saura toujours quelle puissance maxima est développée pour la rotation. Il n'a plus à redouter la multiplication de cet effort ; d'où moins de danger pour les parties molles maternelles. Cette manœuvre donne toute satisfaction[2]. »

[1] M. Fochier (thèse de Voron) a signalé, à propos de la traction sur les lacs, un avantage qui leur est propre : c'est qu'on peut avec eux se rendre un compte exact de l'effort exercé, effort qu'on peut mesurer.

[2] Commandeur, *loc. cit.*

CHAPITRE III

Les positions postérieures du sommet ne sont pas les seules où il soit besoin de faire la rotation en avant, si elle ne s'exécute d'elle-même : les présentations postérieures de la face, lorsqu'elles sont persistantes, réclament, elles aussi, l'intervention de l'accoucheur, qui doit chercher à amener le menton sous la symphyse pubienne.

Bien plus, si dans les occipito postérieures, il était encore loisible de laisser l'occiput exécuter la petite rotation, c'est-à-dire se placer en O. S., et ensuite de dégager face au pubis, ainsi que le veulent un certain nombre d'accoucheurs, dans les présentations postérieures de la face, il faut de toute nécessité que la rotation du menton en avant se fasse et de plus soit commencée avant la descente complète de la tête.

Farabeuf et Varnier donnent de cette nécessité une explication très claire. Lorsque, disent-ils, la tête défléchie est engagée en mento iliaque postérieure, de telle sorte que le menton corresponde à l'une des symphyses sacro-iliaques... le menton descend d'abord le long de la longue paroi postéro-latérale de l'excavation, aussi bas que lui permet l'allongement maximum de la partie prévertébrale du cou lœtal, c'est-à-dire de la distance mento-sternale. Mais alors la progression s'arrête, quoi-

que la face n'ait pas encore atteint le plancher de l'excavation. Il n'en peut pas être autrement.

Dans cette position, en effet, la saillie du devant du
tronc (fourchette sternale, clavicules et épaules, ne
peut que buter sur la partie postérieure et haute du
détroit supérieur occupé d'autre part, rempli, par le
derrière de la tête. Celui-ci est trop épais pour accepter
avec lui dans le bassin le diamètre sterno-vertébral, le
thorax.

*Tant que le menton demeure en arrière ou directe-
ment en travers, la face reste pour ainsi dire suspen-
due au-dessus du détroit inférieur, la descente s'arrête
incomplète, il n'y a pas d'espoir de voir l'accouchement progresser.* — Il faut donc que, dans les positions postérieures et même transversales, un premier
degré de *rotation*, spontané, et alors de cause indéter-
minée, ou provoqué par l'accoucheur, ramène le menton plus en avant, afin que la descente se complète
autant que possible et permette à la face d'attaquer le
détroit inférieur. Il y a en somme deux temps distincts
dans la rotation des mento postérieures ou transverses :
un premier mouvement, *rotation de descente* un second
lui succédant, *rotation d'engagement.*

Branche, dans les conclusions de sa thèse, n'est pas
moins afffrmatif.

La cause, dit-il, de la non-rotation en avant dans les
M. P. est le défaut d'extension.

La rotation artificielle en avant est d'une nécessité
absolue.

Nous ne reviendrons pas sur les procédés digitaux
ou manuels qu'on a essayés pour réduire les mento

postérieures persistantes. Ces procédés ont été décrits pour la plupart au sujet des présentations du sommet.

Ajoutons seulement que Branche, dans son travail inaugural, recommande pour obtenir « un complément d'extension » d'arrêter le front avec les doigts, ou bien à l'aide de ceux-ci ou du forceps d'abaisser le menton, et que Loviot insiste sur les avantages de sa manœuvre combinée, manuelle et instrumentale.

Le levier, si maltraité déjà par Jacquemier dans les cas de présentations du sommet, trouve moins grâce encore lorsqu'il s'agit des positions postérieures de la face, et c'est timidement qu'il reconnaît que « dans les mento latérales directes il peut être utile, en ce sens qu'appliqué sur l'occipital ou sur l'apophyse mastoïde, il peut parfois en poussant ces parties en arrière et en bas déterminer le mouvement de rotation qui amène le menton sous le pubis ».

Eugène Hubert est au contraire, là encore, partisan du levier : il lui paraît même plus spécialement indiqué et mérité la préférence, dans les positions transversales et postérieures de la face, comme il était indiqué et méritait la préférence dans les présentations identiques du sommet.

Quant à Charpentier, il lui préfère le forceps dans l'excavation et au détroit inférieur et même encore au détroit supérieur, bien qu'il accorde cependant « qu'au détroit supérieur, le levier dirigera peut être mieux la tête dans l'axe du détroit et réduira son volume d'avant ou arrière dans le sens du plus petit diamètre du bassin ». Mais, dit-il, « le levier exige dans ce cas, plus de précautions encore que dans la présentation du sommet. Il faudra l'appliquer au-dessus de la face jusque sur les parties latérales du crâne ou sur l'occiput, et les dangers de l'instrument (glissement, compression) seront d'autant plus grands qu'il sera précisément appliqué plus haut ».

Reste le forceps : son application, la manœuvre à faire pour réaliser la rotation sont les mêmes que pour les présentations du sommet avec ce désavantage, qu'on se trouve en présence d'un surcroît de difficulté.

Farabeuf et Varnier disent que dans la présentation postérieure de la face, plus que partout ailleurs, il faut savoir attendre, qu'on ne doit intervenir qu'à toute extrémité, car : « l'opération est délicate : un accoucheur même très expérimenté hésite à l'entreprendre. Les désastres auxquels elle a donné si souvent lieu auraient pour la plupart pu être évités par une expectative prudente. »

Si la tête n'est pas défléchie, il faut d'abord faire une première application, les cuillers étant placées en avant des oreilles, sur la tempe la pommette et l'angle maxillaire. La déflexion étant réalisée, on réapplique le forceps et on cherche à descendre et faire tourner la tête.

Mais quelle difficulté n'aura-t-on pas à exécuter ces deux mouvements, puisque, avant que la tête soit complètement descendue, il faut qu'elle commence à tourner, et cela, dans les os, dans l'excavation ? Nous ne reviendrons pas sur les dangers que fait courir aux parois maternelles et à la tête fœtale cette rotation imprimée par le forceps transformé en levier. Plus

encore que dans la présentation du sommet, une semblable opération est à redouter, l'accoucheur restera
souvent impuissant pour ne pas devenir nuisible et
sera obligé d'avoir recours à l'embryotomie.

Frappé par le constrate qui existe entre tous les en-
nuis que peut causer le forceps et la facilité, l'effort
minime avec lequel la traction bilatérale divergente
amène l'occiput en avant, la tête étant descendue, et surtout la simplicité exempte de danger avec laquelle elle
opère simultanément ce double mouvement de descente
et de rotation, la tête étant dans l'excavation, il
nous est venu à l'idée d'appliquer ce procédé si pratique et si avantageux à ces positions particulières persistantes de la face où les difficultés sont accumulées.

Nous aurions voulu pouvoir apporter, comme pour
les occipito-postérieures, quelques observations pro-
bantes. Malheureusement il nous a été impossible de
nous en procurer, M. Commandeur n'ayant pas eu à
faire d'application pour une mento postérieure persistante, depuis qu'il nous a suggéré l'idée de ce travail.
Sur ses conseils et avec son secours précieux, nous
avons voulu cependant expérimenter sur le mannequin
le procédé qu'il n'avait pu utiliser sur le vivant, et
voici le résultat de nos expériences :

Maintenue défléchie à l'aide d'un anneau de caout-
chouc passant sur son sommet et sous les bras du fœtus,
la tête fut placée en mento iliaque gauche postérieure.
et fortement fixée dans cette position pour que l'introduction des cuillers ne la fît pas dévier. On se servit
du forceps de Levret muni des lacs de Chassagny, la
prise fut symétrique, le lacs antérieur saisi par la

main gauche et tiré vers la droite (par rapport au mannequin), le lacs postérieur saisi par la main droite fut tiré à gauche et l'on vit, avec un effort minime que M. Commandeur n'estimait pas supérieur à 12 ou 13 kilogrammes, la tête peu à peu mais sans à-coup accomplir un mouvement de spire, le menton venant d'arrière en avant en même temps qu'il se rapprochait du périnée ; descente et rotation se faisaient simultanément.

La même expérience fut tentée avec les mêmes précautions et le même effort sur une mento-iliaque droite postérieure. Le résultat fut identique.

Ainsi donc, expérimentalement la traction bilatérale divergente donne dans les mento-postérieures les mêmes résultats que dans les présentations semblables du sommet. Elle semble parfaitement indiquée toutes les fois qu'un menton ne viendra pas de lui-même sous la symphyse pubienne. La rotation qui doit se faire, en partie du moins dans l'excavation, ne présentera vraisemblablement pas plus de danger que lorsqu'il s'agit d'un occiput, et l'on pourra même, si l'on veut, se contenter d'amener la face en transverse, puisque l'index introduit pourra aller accrocher le menton et le fixer sous la symphyse, ce qui ne peut se faire avec un occiput.

CONCLUSIONS

I. Toutes les fois que l'on se trouve en présence d'une occipito postérieure oblique persistante, et que l'on est obligé d'intervenir, on doit tenter la rotation de l'occiput en avant.

II. Les procédés digitaux ou manuels, simples ou combinés, s'ils ont donné parfois des résultats, restent souvent insuffisants ou inefficaces.

III. Le levier, qui, dans quelques cas très spéciaux, pourrait rendre des services, est un instrument d'un maniement difficile, dont la prise est peu solide : il expose au dérapement et à des compressions nuisibles pour la mère et l'enfant.

IV. Le forceps reste l'instrument de choix pour la terminaison de l'accouchement.

Le forceps simple de Levret ou à tracteur rigide de Tarnier nécessite, lorsque la rotation ne se fait pas spontanément pendant la traction dans l'axe, une manœuvre parfois dangereuse, parce qu'elle nécessite des mouvements de levier.

V. Le forceps de Levret, muni des lacs de Chassagny, nous paraît l'instrument de choix pour la rotation des occipito-postérieures. En effet il permet, suivant les cas, trois manœuvres différentes :

a) La traction dans l'axe qui peut s'accompagner de rotation spontanée ;

b) La possibilité de faire la flexion.

Soit en dirigeant la traction sur les lacs un peu en avant, de manière à faire frotter le front.

Soit avec une prise asymétrique de la tête, en tirant sur le lacs postérieur appliqué sur l'apophyse mastoïde située en arrière.

c) La traction bilatérale divergente de M. le professeur Fochier, que l'on peut exécuter :

Soit avec une prise asymétrique si la déflexion est très accusée.

Soit avec une prise symétrique, si la flexion est suffisante.

VI. La traction bilatérale divergente permet d'exécuter la rotation avec un minimum de violence : la force de rotation est toujours très inférieure à l'effort déployé par l'accoucheur, ce qui permet à celui-ci d'être toujours conscient de la force mise en jeu.

VII. Grâce à cette innocuité, on peut tenter sans danger la rotation sur la tête située encore dans les os, manœuvre qui, dans certains cas, peut avoir son importance.

VIII. La traction bilatérale divergente peut être utilisée pour les mento-postérieures comme pour les occipito-postérieures. Nous n'en avons pas d'observations cliniques, mais les expériences que nous avons tentées sur le mannequin nous ont montré sa possibilité et son efficacité.

BIBLIOGRAPHIE

Blanc, De la correction manuelle des occipito-postérieures persistantes *(Lyon médical,* n° 3, 1887).

Mattei, *Annales de gynécologie,* 1876.

Tarnier, *Semaine médicale,* 1889.

Richardson, *Archives de Tocologie,* 1885.

Pontmartin, thèse de Paris, 1875.

Filhoulaud, thèse de Paris, 1876.

Lochard, thèse de Paris, 1881.

Tarnier, Considération sur l'accouchement dans les O P et sur la possibilité de transformer ces positions en O A, à l'aide du doigt *(Annales de gynécologie,* 1875).

Blanc, *Archives de Tocologie,* 1888.

Dougthy, *American journal of obstetrics,* 1878; *Annales de gynécologie,* 1878.

Parry, *American journal of obstetrics,* 1875-76.

Sawyer, *American journal of obstetrics,* 1884; *Archives de Tocologie,* 1885.

Richardson, *American journal of obstetrics,* 1884.

Taylor, *Archives de Tocologie,* 1884.

Loviot, *Annales de gynécologie,* 1884.

Tarnier, Cazeaux, 1867. *Progrès médical,* 1890.

Jacquemier, *Dictionnaire des sciences médicales,* art. Levier.

Eugène Hubert, *Cours d'accouchement professé à l'Université de Louvain 1878.*

Smellie, *Traité de la théorie et pratique des accouchements,* traduction de Préville, Paris, 1771.

Villeneuve, *Gazette médicale de Paris,* 1868.

Tarnier, *Nouveau Dictionnaire de médecine et de chirurgie pratique*, t. XV.

Ribemont, thèse Paris, 1878.

Depaul, Leçons de clinique obstétricale.

Charpentier, *Traité pratique des accouchements*.

Farabeuf et Varnier, *Introduction à l'étude clinique et à la pratique des accouchements*, 1891.

Laroyenne, *Annales de gynécologie*, 1875.

Remy, *Archives de Tocologie*, 1892.

Vallois, *Archives de Tocologie*, 1892.

Auvard, *Traité de la pratique des accouchements*.

Voron, thèse de Lyon, 1901.

Commandeur, *Province médicale*, n° 40, 1902.

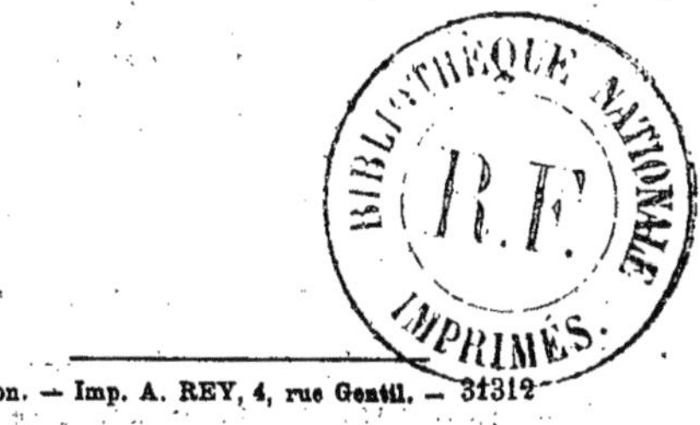

www.ingramcontent.com/pod-product-compliance
Ingram Content Group UK Ltd.
Pitfield, Milton Keynes, MK11 3LW, UK
UKHW021111140726
13695UKWH00004B/1457